身边的科学 真好玩

平淡"有"奇的水

You Wouldn't Want to Live Without Clean Water!

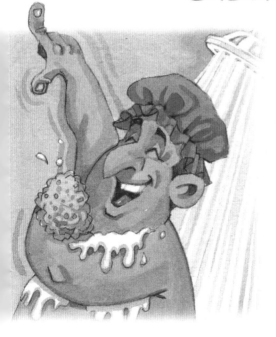

[英]罗杰·卡纳万　文
[英]大卫·安契姆　图
高　伟　李芝颖　译

时代出版传媒股份有限公司
安徽科学技术出版社

[皖]版贸登记号：121414021

图书在版编目（CIP）数据

平淡"有"奇的水 / (英)卡纳万文；(英)安契姆图；高
伟，李芝颖译. -- 合肥：安徽科学技术出版社，2015.9
（2024.1重印）
（身边的科学真好玩）
ISBN 978-7-5337-6786-0

Ⅰ.①平… Ⅱ.①卡…②安…③高…④李…
Ⅲ.①净水-儿童读物 Ⅳ.①R123.6-49

中国版本图书馆 CIP 数据核字(2015)第 213794 号

You Wouldn't Want to Live Without Clean Water! @ The
Salariya Book Company Limited 2015
The simplified Chinese translation rights arranged through
Rightol Media（本书中文简体版权经由锐拓传媒取得
Email：copyright@rightol.com）

平淡"有"奇的水　　[英]罗杰·卡纳万 文　[英]大卫·安契姆 图　高伟　李芝颖 译

出 版 人：王筱文　　选题策划：张　雯　　责任编辑：张　雯
责任校对：陈会兰　　责任印制：廖小青　　封面设计：武　迪
出版发行：安徽科学技术出版社　　　http://www.ahstp.net
　　　　　（合肥市政务文化新区翡翠路 1118 号出版传媒广场，邮编：230071）
　　　　　电话：(0551)63533330
印　　　制：大厂回族自治县德诚印务有限公司　　电话：(0316)8830011
（如发现印装质量问题，影响阅读，请与印刷厂商联系调换）

开本：787×1092　1/16　　　印张：2.5　　　　字数：40 千
版次：2015 年 9 月第 1 版　　　印次：2024 年 1 月第 10 次印刷

ISBN 978-7-5337-6786-0　　　　　　　　　定价：28.00 元

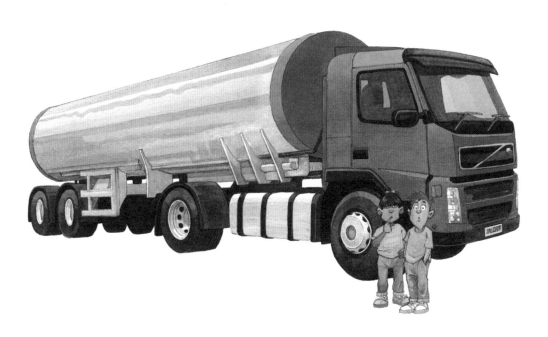

干净水大事年表

公元前1790年

巴比伦国王汉谟拉比制定了法典，其中有惩罚偷水罪行的条款。

19世纪90年代

人们开始在水中加氯以起到净化作用。

公元500年

波斯（现在的伊朗）有了使用风车抽取淡水的最早记录。

公元前200年

印度一份医学文献推荐采用过滤方式获得更为干净的水。

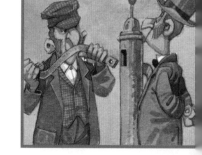

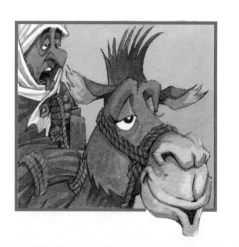

1503年

在比萨与佛罗伦萨交战期间，列奥纳多·达·芬奇致力于一个项目：使亚诺河转向，远离比萨城。

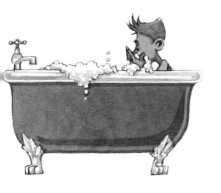

1977年

联合国水事会议确认使用干净的水属于人权之一。

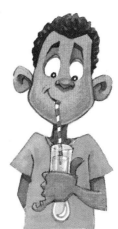

20世纪60年代

科威特成为第一个开发大型海水淡化项目的国家。

20世纪70年代

阿斯旺水坝控制了尼罗河的洪水泛滥，为成千上万的埃及人提供了生活饮用水。

1912年

美国国会开始调查不洁的水对人体健康的影响。

2012年

美国环保署发布一项新应用服务，该项目使美国人可通过手机、电脑查询美国境内成千上万湖泊、河流和溪流的水质状况。

水循环

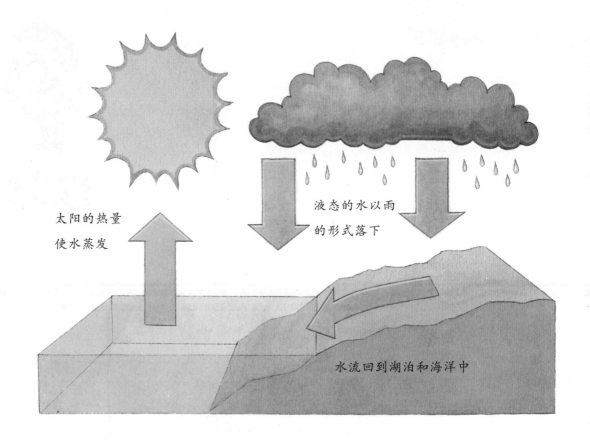

太阳的热量
使水蒸发

液态的水以雨
的形式落下

水流回到湖泊和海洋中

　　地球上的水持续不断地运动着，从地面到地下又到地上。这种运动称为水的循环。太阳散发的热量使海洋和湖泊里的水蒸发（成为气体）。这种我们称为水蒸气的气体进入地球大气层，随着空气越来越凉，水蒸气又成为液体，在云层中形成微小的水滴。这些水滴聚合在一起，形成更大的水滴，最后以雨的形式落到地面，其中大部分都会向低处流，最后流到海洋中去……然后开始新一轮的水循环。

作者简介

文字作者：

罗杰·卡纳万　一名很有成就的作家，曾创作、编辑和协作完成10多本有关科学和其他教育主题的图书。他有三个孩子，在他探求知识的路上，他们是最为严厉的批评家，也是志同道合的伙伴。

插图画家：

大卫·安契姆　1958年出生于英格兰南部城市布莱顿。他曾就读于伊斯特本艺术学院，在广告界从业了15年，后成为全职艺术工作者。他为大量非虚构类童书绘制过插图。

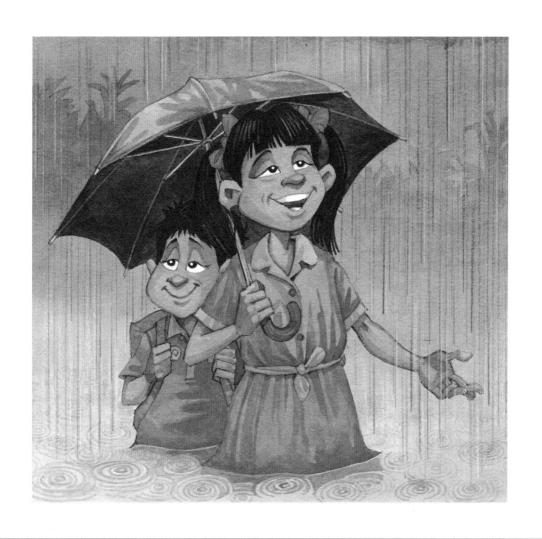

目　录

导　读

假如有外星人乘宇宙飞船初次接近地球，他们从舷窗往外一望，看到的会是一个蓝色星球。如果他们认为是水覆盖了这个星球超过2/3的地方，那么这种想法完全正确。不过，我们都知道地球上仅有2%的水可以用来饮用。这部分水是必需品，不仅为人类提供生存条件，也是一切生物的生存要素。没有人愿意过没有干净水的生活，事实上，离开干净的水，人类也无法生存！

干净的水有助于抵抗疾病，有助于身体成长，甚至有益于思考。这个世界还需要水来栽种植物、建造房屋、输送东西。喝山泉水是件很开心的事情，不过想一想，假如有一天你拧开水龙头，一滴水都看不见，你会有什么感觉！

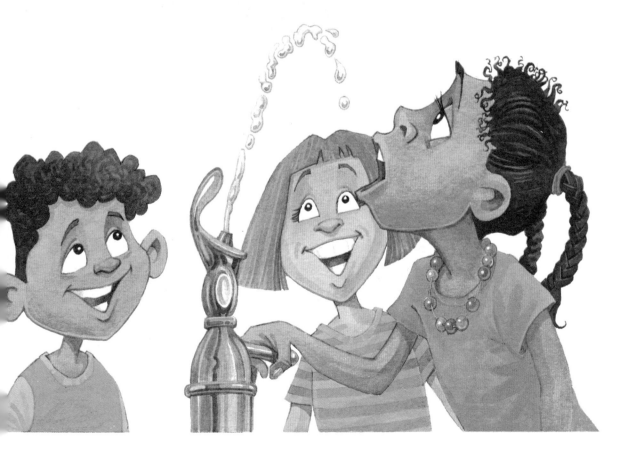

水从哪里来?

或许你享受过船桨荡起的水花,又或许曾夜不成眠,担心下雨会使第二天的野餐计划泡汤。看到地图上标示的那些面积与一个国家相当的湖泊、那些一眼望不到边的河流时,你或许会为之着迷。但你可曾思索过水的来源和去向? 又有谁想过,或许昨日的雷雨里就有去年流经尼罗河的水,甚至这水还可能在法老时代就流淌着? 我们究竟应该怎样追寻这宝贵自然资源的踪迹呢?

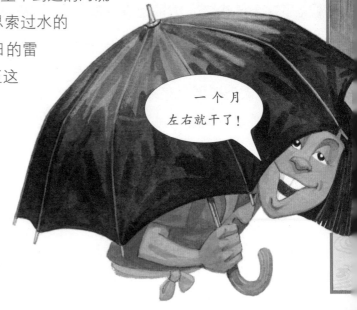

一个月左右就干了!

水的无尽之旅

水上天入地、周而复始的**旅程**被称为水循环。热能和重力在水的持续运动中扮演了重要角色。在此期间,我们可以将水引为己用,但最终水仍会进入循环过程。

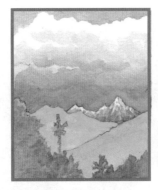

温度及气压变化使小水滴在云层中聚集形成大水珠,水珠以雨的形式落到地面。

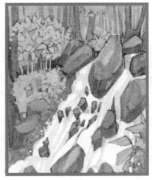

有些雨水渗入地下,但绝大部分的雨水在地表汇成径流,顺势而下,形成小溪与河流,最终流入大海。

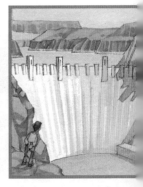

水库是大型的人工湖,为城镇储存水资源。水库边缘的大坝用以控制水的流量。

你也能行！

自己创造天气现象！将一个茶杯放在搅拌碗中，在碗里(注意不是杯里)倒入两指深的水，然后将保鲜膜平铺在碗上，并将一个小砝码放在薄膜上，正好位于茶杯上端。把碗放在阳光充足的窗台上，过几天你就会看到水变成雨"下"到茶杯里了。

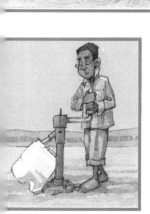

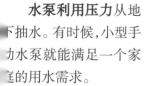

水泵利用压力从地下抽水。有时候，小型手力水泵就能满足一个家庭的用水需求。

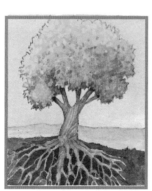

树木及其他植物也会从地下取水。这些植物的根里含有微小的导管，能吸收地下水，并把它们输送到体内各个部分。

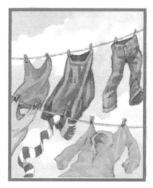

水遇热或遇风时**会蒸发**，即从液体变成气体。蒸发形成的无形气体称为水蒸气，会留存在空气里。

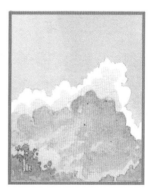

冷凝现象。空气含有大量水分，这些水分有些是无形的，有些存在于云层中。这些水分遇冷会凝结，重新成为液体。

离开水，你能活多久？

你知道吗？人体的2/3都是水。水几乎充满了人体的各个部分，帮助人体吸收营养，排走废物，从而保持健康。人没有食物还可以多活几天，但没有水，能存活的时间就比较短。在地震或者其他大灾难后，救援人员会紧急搜寻幸存者，以防他们喝不到水。脱水（人体内水分含量太低的现象）是非常危险的，因此不要等到口渴了再喝水。

供暖和降温

汗（主要成分是水）在皮肤上蒸发，变成水蒸气的同时带走热量。当你的身体需要靠发抖来保暖时，皮肤上的毛孔就会闭合，以保存体内的热量与水分。

日常生活中应**及时饮水**，以达到补水的效果（即帮助人体补充所消耗的水分，维持水分供应）。

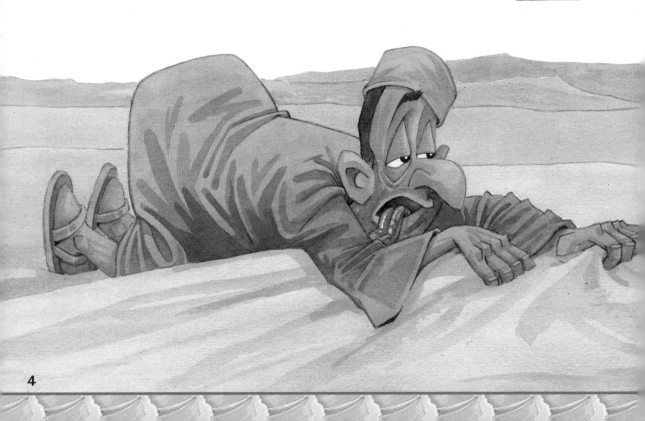

人体的**免疫系统**能对抗病菌，抵御感染，维持人体健康或帮助得病的身体康复，但这一切都离不开水。

重要提示！

少吃盐。人体会平衡体内的水分与盐分。如果出汗了，人体就需要吸收更多的水分与盐分。运动饮料中的盐分会将胃里的水分吸收并输送到肌肉组织及身体其他部位。但如果吃得太咸又不及时饮水，胃里的盐分就会吸收身体其他部位的水分。

人体利用大量的水来消化食物，以便吸收健康成长所需的营养。

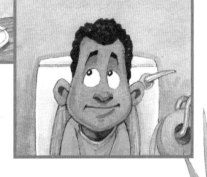

食物的**营养物质**被吸收之后，水会帮助人体排走废物（即食物剩余残渣）。

在沙漠里**没人**想遇到缺水的情况！高温暴晒会导致人在寻找水源的路上排出更多的汗液。在极端炎热的条件下，人必须在两天之内找到饮用水。

干净的水如何维持人体健康？

水的用途多种多样，其中绝大部分要求水源干净。当然了，饮用水必须无菌，才不会使人生病。

不过，水本身就能预防感染。水可以冲洗掉致病菌。医生和护士在治疗病人前会用水洗手，以免传播细菌。

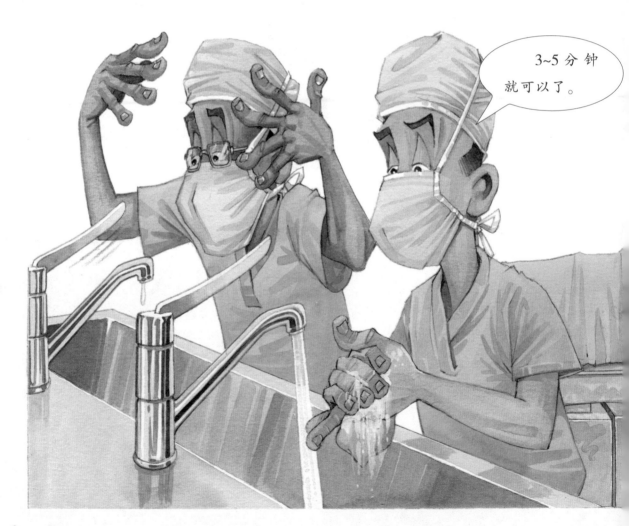

3~5分钟就可以了。

保持卫生不仅仅在于让人觉得舒服。充分清洗后再用干净的水冲洗，是保持个人卫生的重要组成部分。

伤口的处理。处理任何伤口，首先要做的就是用纯净水清理掉所有阻碍伤口愈合的杂物。

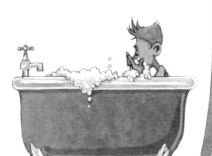

重要提示！

进食之后，牙缝或者牙齿上可能有残留食物。这些食物残渣与牙菌斑(牙齿上的黏着物质)混合后就会形成酸性物质，进而腐蚀牙齿。而定期刷牙并用水充分漱洗就能带走这些有害的酸性物质。

下水道能带走城镇里的污物，就好比厕所排走家里的秽物一样。水可以冲走脏东西。

水疗是利用水来缓解疼痛的一种医疗方法，不仅适用于人类，也适用于动物。

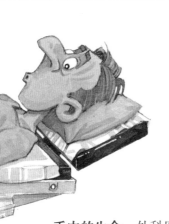

手中的生命。外科医生在任何手术里都责任重大。在接触任何手术器械之前，医生们都会用特别的方法清洗双手和前臂，并用清水冲干净，确保自身不携带任何细菌。

脏水会让人生病吗？

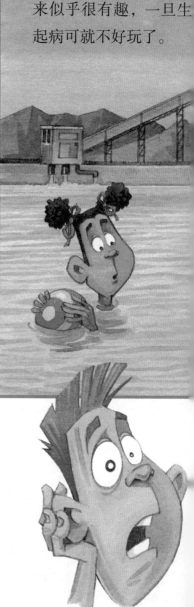

在脏水里玩耍看起来似乎很有趣，一旦生起病可就不好玩了。

干净的水有助于保持身体健康，促进人体生长，脏水则会致病。水里有可能含有微生物，甚至是一些致病的毒物。随着时间的推移，人们对这些疾病以及它们与水的联系了解得日益透彻。但无论治疗疾病的方法多么先进、多么现代化，医生们仍坚持认为，最好的预防方法就是保证人人饮用干净水。

大事记

公元前400年 希波克拉底宣称许多疾病与水有关系。

14世纪40年代 欧洲人将水传播疾病导致的死亡归咎于"脏空气"。

1670年 安东尼·范·列文虎克改进了显微镜；13年后，他发现了细菌。

1849年 威廉·巴德宣称霍乱是一种由水中的微生物导致的疾病。

1854年 约翰·斯诺运用统计学来帮助研究霍乱暴发的源头。

1857年 路易斯·巴斯德观察到，许多疾病都是由细菌引起的。

1882年 罗伯特·郭霍证实，许多疾病是由水传播的。

1907年 美国马萨诸塞州劳伦斯地区使用过滤水，将伤寒的死亡率降低了79%。

水与疾病

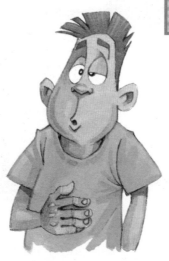

梨形鞭毛虫病是一种消化系统的传染病，由在水中生活的小寄生虫引起，会导致严重胃痛以及腹泻。

外耳炎，有时又称为游泳耳，会有耳痛、耳胀的症状。该炎症是由脏水中的细菌与真菌引起的。

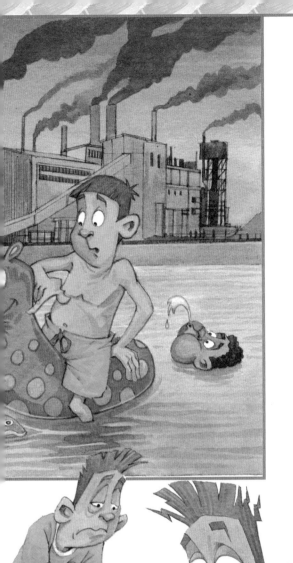

重要提示！

在去国外之前，先向医生咨询当地水源是否可以安全饮用。你可能要在饮水前将水烧开，以杀死细菌，预防感染。

布罗德大街的水泵。约翰·斯诺医生认为，导致1854年伦敦霍乱大暴发的原因是被污染的水，而不是"脏空气"。在布罗德大街上，许多人死于霍乱，斯诺医生让人把这条街上的公用水泵把手拆了，结果霍乱疫情很快就消失了。那台水泵离一个旧粪坑只有1米远。

甲型肝炎通常由水源中的病毒引起，会导致人体疲劳、恶心（想呕吐），以及体重下降。

流感（流行性感冒的简称）是一种病毒性的传染病，症状类似于重感冒。而勤洗手就能阻挡病毒的传播。

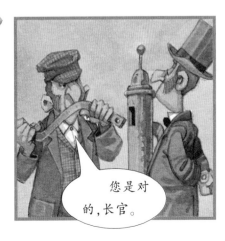

您是对的，长官。

动植物也需要干净的水吗?

水 对于生命而言是必不可少的。动物、植物,哪怕是最小的微生物,想要生存,都离不开水。和人类一样,其他物种也会渴, 也得在周边找水。有的需要住在水里,而有的需要大量饮水。有的看似在无水的条件下也能存活,但若凑近了仔细看,就能发现,即使是这些物种,也有自己找水和存水的一套方法。

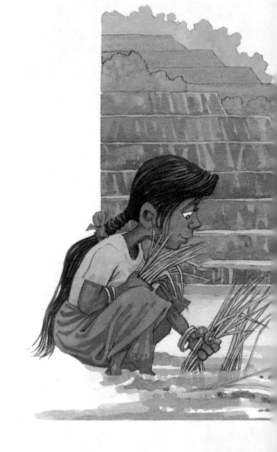

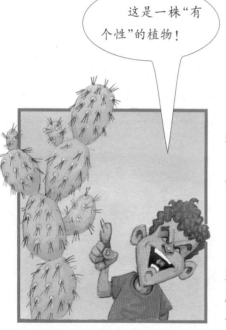

这是一株"有个性"的植物!

许多沙漠植物,如仙人掌,都长有厚厚的肉茎,便于储水,以熬过漫长的旱季。尖尖的刺能保护植株不被动物吃掉。

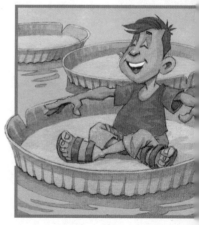

睡莲叶片漂浮在水面上,茎则穿过水体,根深深地扎入湖底。有的睡莲叶片大得能躺下一个小孩子。

稻田一词来源于马来语"padi"，意思就是水稻。水稻与其他植物不一样，因为它可以在非常潮湿的地方生长。水同时也保证了水稻免受杂草和虫害的侵扰。

你也能行！

观察植物如何利用茎像我们用吸管一样吸水。将一枝康乃馨放在装有水的干净花瓶或水瓶里，然后在水里加入约十滴食用色素，一天后就能看到花瓣的颜色发生了变化。

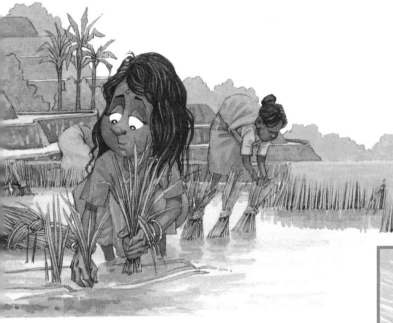

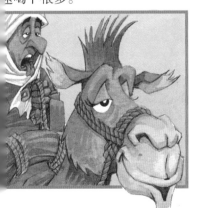

骆驼可以长途行走而不喝水，但只要一喝水，它们就会快速喝下很多。

大马哈鱼在河流中逆行而上时，会被灰熊拦截抓走。一旦河流被污染，灰熊与其他食鱼动物就只能走很远的路去寻求下一餐食物，因为大马哈鱼只能在干净的水中存活。

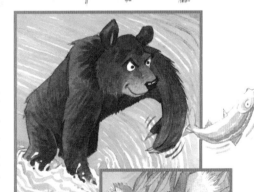

澳大利亚的**考拉**栖息于桉树上，它们似乎从来不从舒适的树枝上下来喝水。不过考拉确实也需要水，它们通过嚼食桉树叶来获取水分。

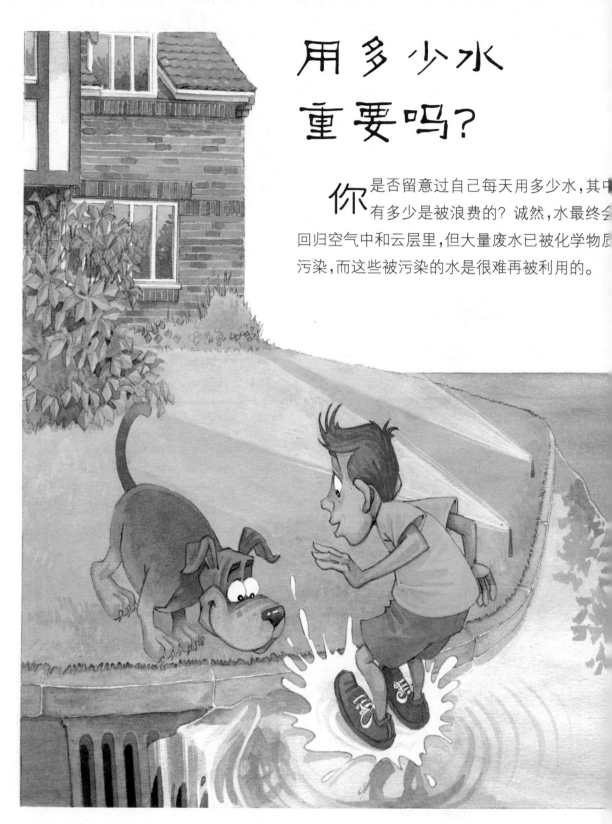

用多少水重要吗？

你是否留意过自己每天用多少水，其中有多少是被浪费的？诚然，水最终会回归空气中和云层里，但大量废水已被化学物质污染，而这些被污染的水是很难再被利用的。

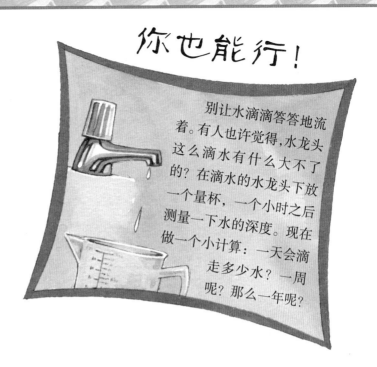

许多人已经意识到节水要从身边做起。如果人人都能从自己做起，就能节约更多的干净水以供有需要的人使用。你是真的在浇草坪，还是让宝贵的水大部分都流到了大街上？其实寻求既能节水又能正常生活的办法是很有意思的。

别让水滴滴答答地流着。有人也许觉得，水龙头这么滴水有什么大不了的？在滴水的水龙头下放一个量杯，一个小时之后测量一下水的深度。现在做一个小计算：一天会滴走多少水？一周呢？那么一年呢？

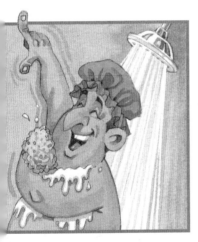

洗澡只用5分钟，而不是10分钟，就能节省大约113.5升的水。5分钟虽不算太长，也足够唱完一首不短的歌了。

以蓄水的方式**清洗碗碟**，不要让水龙头一直开着，就能节约超过76升的水。

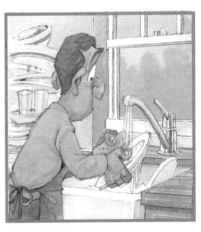

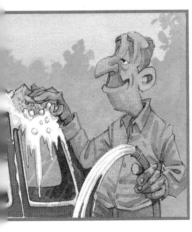

洗车时一直**开着水龙头**相当浪费水，大约454升的水会流入下水道。

对厕所进行**小小的修复**就能改善水一直流的问题，这样每天能节约1136升的水。

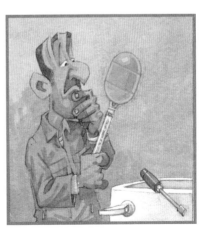

13

提着一桶水
你能走多远?

现在只要拧开水龙头,水就源源而来了。但在过去(甚至是现在的很多地区),最近的水源地也可能离家很远。为了减轻长途跋涉的劳苦,人们会想一些轻松一点的办法。有些古罗马时期的水道(运水的长管道或渠道)在2000年后的今天仍能发挥作用。

水井(如右图)建在有地下水的地方。有的水井深达几百米。

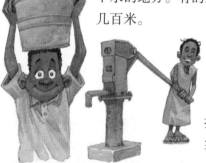

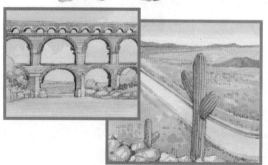

水泵(如左图)利用吸力抽水。压下把手,水泵里的活塞就能将水抽入水管。

水道自古罗马时期就已出现。如今,美国亚利桑那州的沙漠里绵延着约500千米的现代水道。

海水淡化,或者说去除海水里的盐分是可行的,但需要经过很多设备进行处理(如右图)最后才能生成淡水。

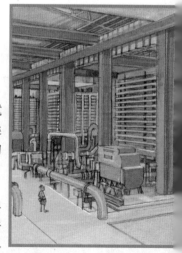

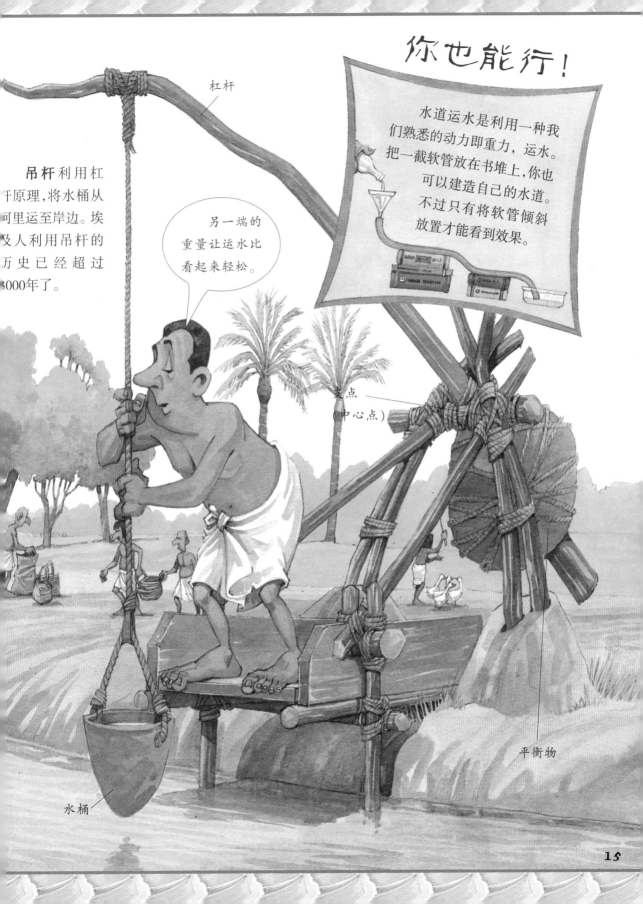

你的水足迹有多少？

水 除了用于饮用或洗涤，还有许多其他用途，例如，种植、收获作物，修建房屋，运输货物……联合国曾有"我们都位于下游"的说法，意思是说我们周围的一切已经将某个地方的水用完了，而且也许正是我们导致着其他地区无水可用。"水足迹"是一种衡量方法，用来衡量一个人真实的用水量，尤其是那些你没看见的被使用的水。

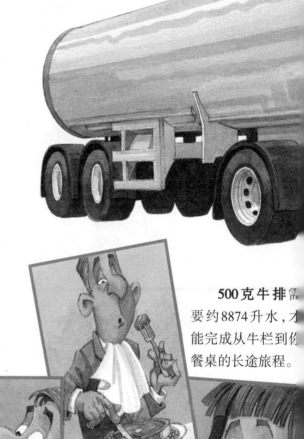

500克牛排需要约8874升水，才能完成从牛栏到你餐桌的长途旅程。

清晨，你的母亲总喜欢来**一杯咖啡**。而这一杯咖啡，从种植园到咖啡杯里一共需要约177升水。

一小杯的果汁都需要约145升水才能到达厨房。想想榨汁、装瓶、运输还有其他步骤，都要用多少水吧。

即使是**鸡肉**，也需要很多水才能到你餐桌上。除非你住在养鸡场，否则每500克鸡肉都需要约2000升水。

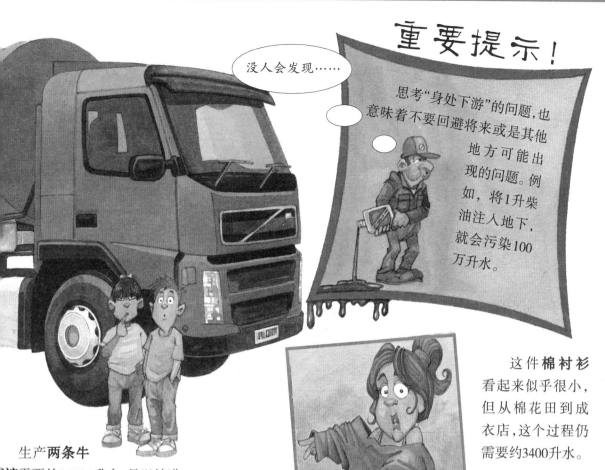

没人会发现……

思考"身处下游"的问题，也意味着不要回避将来或是其他地方可能出现的问题。例如，将1升柴油注入地下，就会污染100万升水。

这件**棉衬衫**看起来似乎很小，但从棉花田到成衣店，这个过程仍需要约3400升水。

生产**两条牛仔裤**需要约27731升水，足以填满这些孩子身后的大型储水罐。

不断增长的水足迹

从溪流里舀一杯水来喝，水足迹就只是一杯。但为了制造一件衬衫，从种植棉花开始，到运送至工厂，将棉花加工成棉线，再纺织成布，染色……这些过程都需要水。而每个阶段所需要的水量不同，水足迹就越来越大！

多数**意大利面**都是由小麦成的，而每磅意面需要约745水，才能完成从面粉进厂到叉子上的过程。

哪怕一张纸，都需要约13升水才能完成从树木到进入打印机的过程，这实在是**太惊人**了。

磅≈453.6 克

17

水是如何被使用的？

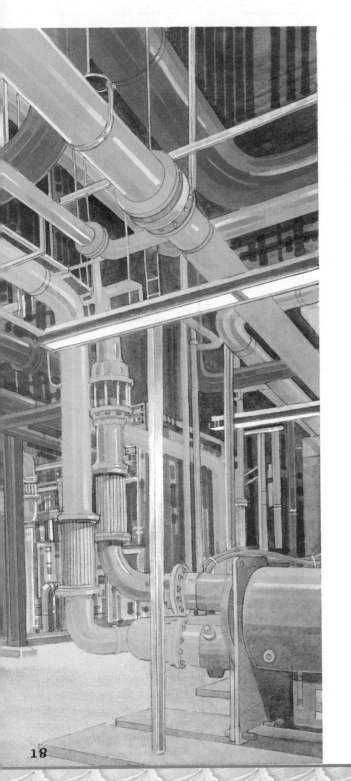

想想你用水的一些方式，如洗涤、饮用、烹饪、游泳、浇花，所有这些对人来说都很重要，因此被统称为居民用水或家庭用水，但这些用水只占全球用水量的1/10。农业用水大约占全球用水量的70%，用以栽种作物和饲养牲畜，来满足人类的需求。

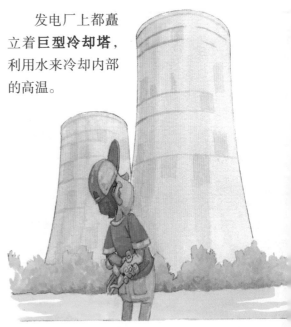

发电厂上都矗立着**巨型冷却塔**，利用水来冷却内部的高温。

在如左图所示的**工厂**里，工程师们用不同色标示来分辨冷热水管道。

这就解释了果汁和牛排为什么有这么大的水足迹。工业用水占20%,这个数字却仍是这个世界上70亿人总用水量的两倍。无论是篮球还是互联网,我们制造或使用任何东西都需要干净的水。脏水含有有害物质甚至是有毒元素,除此以外,还可能含有高浓度的盐分和钙质,或其他矿物质,这些物质会在机器里形成水垢,进而影响机器的正常使用。

你也能行!

或许你觉得日常生活并不需要那么多的水,平常也就喝点饮料,冲个澡罢了。事实上家里可能无时无刻不在用水,甚至是你正在看书的现在。试着列一个单子,统计一下你周围用水或需要水的物品。

城市里的**公共供水系统**从水库出发,长途穿越,为住宅、学校和其他建筑物提供水源。

灌溉(浇水促进植物生长)消耗了世界上的大部分水资源。工业制造的每一步都离不干水,而这些水必须干净才不会损坏设备。

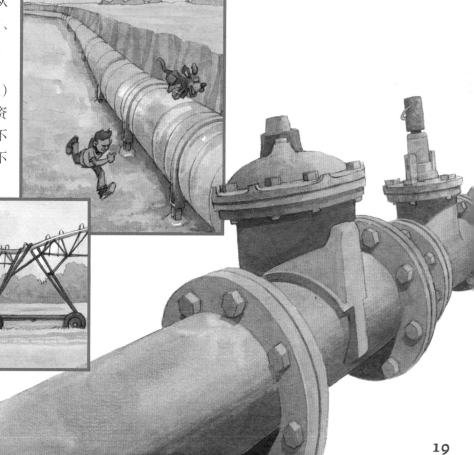

你能净化脏水吗?

地球上可饮用的水源只占总水量的2%。其余的水要么是海水,要么被封在冰原和冰川(高山上的冰冻河流)里。多年来人们都在破坏宝贵的水资源。即便是如今,人们虽已意识到水源遭受着严重污染,但是每天仍有200万吨废弃物被倾倒进淡水里。科学家们竭尽全力想扭转局面,发明了许多新方法来净化这些似乎一度要永久消失的河流湖泊。可现在世界人口正以每天23万人的速度增长着,科学家们能应对这样的挑战吗?

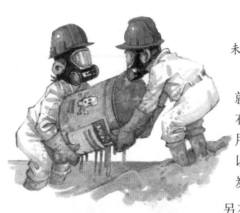

去除污染源有时也包括处理危险化学物品,这需要特殊的安全设备。

目前有一种**先进**且天然的方法用以净化被化学物质污染的水,即在水里培养微生物,这种微生物就是藻类,藻类可以吸收一些化学物质。

未经处理的水

过滤水

还有一种净水方式,就是**过滤**掉水里的颗粒。右图所示的系统便是利用木炭来净化水。木炭可以吸附小颗粒物,经过木炭过滤的水会干净得多。

另有一种**技术含量低**的净水方法,就是把水里的废物捞出来(如右图)。

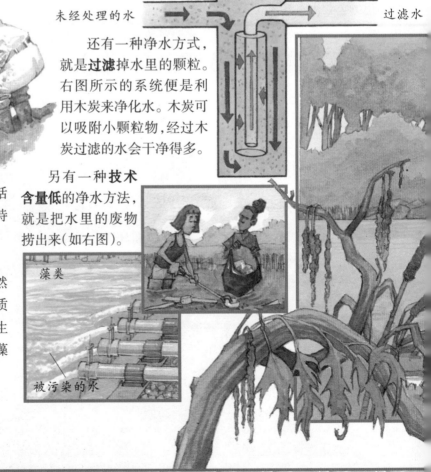

藻类

被污染的水

糟糕的火灾，美好的后果。 1969年，美国俄亥俄州的克利夫兰，倒进凯霍加河的工业废料引发了火灾。这虽是件糟糕事，却有了意外的好结果。市长卡尔·斯托克说服了美国政府下决心治理这条受到污染的河流，他的努力还促成美国政府在1972年颁布了《清洁水法案》。现在，凯霍加河水又变得干净清澈，沿岸布满了商店和饭店。

过滤器如何净水？

如果想看看简易过滤器如何净水，可以用绳子或者橡皮筋把一块旧洗碗布固定在罐子口，然后把一杯泥水透过布倒进罐里。布可以过滤掉大部分杂质，罐子里的水会干净得多，不过仍达不到饮用标准。

大事记

1804年 苏格兰人罗伯特·托姆建造了首座水处理厂。

1806年 巴黎成为世界上首个出台水处理政策的大城市。

1847年 英国立法规定污染饮用水供水系统是犯罪行为。

1855年 芝加哥成为美国首个规划污水系统的城市。

1890年 处理带细菌污水的方法在美国和英国得到发展。

1961年 在美国西南部科罗拉多河沿岸，野生动物由于水污染而死亡的事件引发公众愤怒。

1970年 美国成立环境保护署。

1980年 密歇根州本地人弗娜·麦斯赢得了一场长达13年的诉讼，成功阻止矿业储备公司污染苏必利尔湖。

2011年 英国的泰恩河曾遭受重度污染，如今却被称为英国最适合大马哈鱼生存的河流。

这里曾经有鱼。

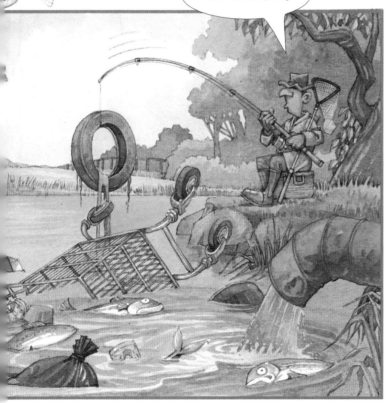

你会为水而战吗？

你可能与家人争执过最后一个甜甜圈或者最后一块比萨的归属问题。现在想一下，你掌管着一座城市，甚至是一个国家，邻国正在挖掘你觉得应属于自己的宝藏。这时候你会相当愤怒。

过去60年里，国家之间常因为石油发生战争。许多专家都认为水会成为21世纪的"石油"，成为足以引发战争的宝贵自然资源。无论这些争端中谁对谁错，真正的受害者总是因战争而断水的无辜百姓。

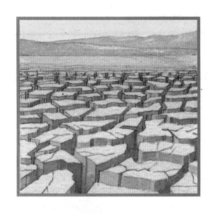

曾经富饶丰收的土地如今**干旱龟裂**，众多国家为保护水源都走上了战争之路。

如果你们国家有水源纷争，那么**游泳**及其他水上娱乐项目将是不可能的。水将被储存起来以备不时之需。

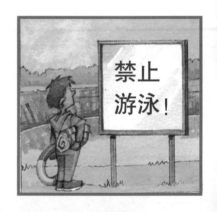

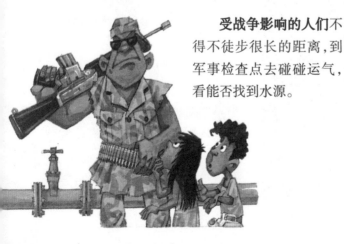

受战争影响的人们不得不徒步很长的距离，到军事检查点去碰碰运气，看能否找到水源。

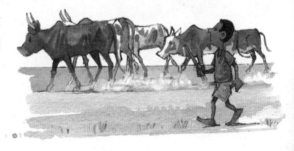

如果常去的**牧场**干旱了，或者严重一点，变成战场了，农夫和他的牲口就只能流离失所，无家可归。

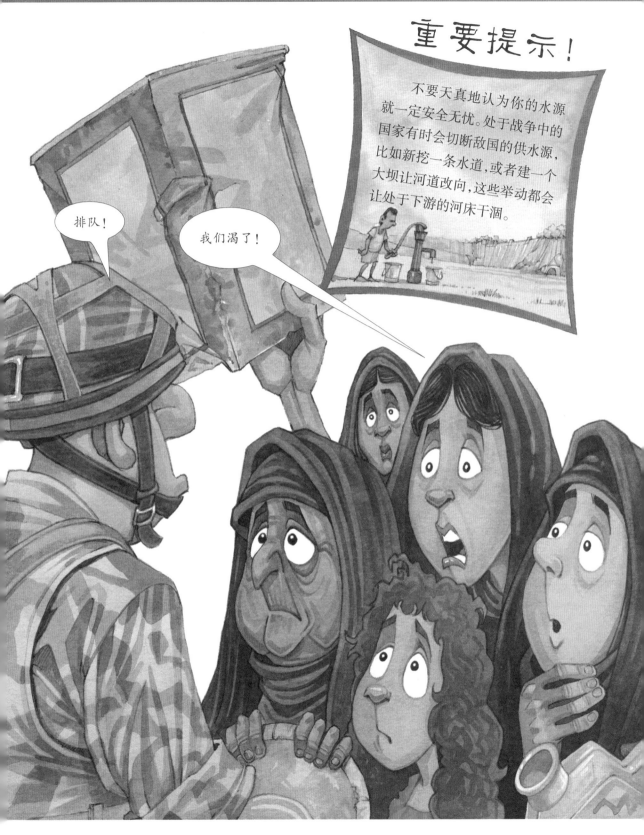

还让水这么流着?

世界人口不断增加,农场及工厂的需求量越来越大,干净水供应的压力也随之加重,那么未来是否还有希望?我们会不会用尽最后一滴水?我们怎么能确定子孙后代拧开水龙头就有干净水出来?幸运的是,人们一直在努力寻求解决办法。国际组织致力于让有干净水可用的人们节约用水,以使极度缺水地区的人们也能有水喝。发明家们在发掘水源和运水的问题上也纷纷献计,有的方法简单易操作,有的却似天马行空。在未来,人类可能会移居其他星球,而我们在那些星球的表面下,或许也会发现水源。

工程师们正致力于把寒冷地区的**巨大冰山**运到更加干旱的地区。这个想法并没有那么疯狂。

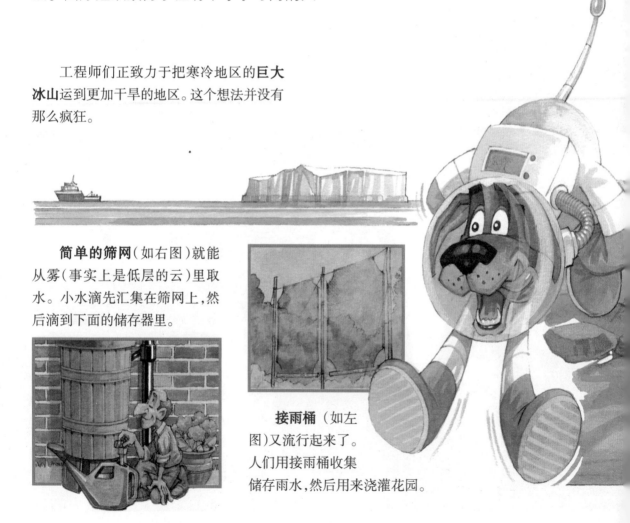

简单的筛网(如右图)就能从雾(事实上是低层的云)里取水。小水滴先汇集在筛网上,然后滴到下面的储存器里。

接雨桶(如左图)又流行起来了。人们用接雨桶收集储存雨水,然后用来浇灌花园。

未来城市需要可持续发展，建造时需要体现环保理念。那些房屋和公寓都要能节约用水，并且大部分水都要重复使用。像这样的楼顶花园（如右图）不仅能遮阳，而且能隔热。

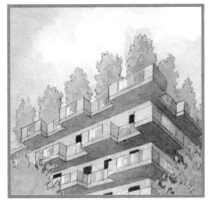

你也能行！

可以考虑使用太阳能水泵。太阳能水泵已帮助肯尼亚北部的部分农民获取地下水。该国部分地区已经持续五年没有任何降雨，不过现在阳光却可以为他们带来水源。

人类历史的又一大步！

术语表

Agriculture **农业** 耕作,包括种植庄稼和饲养牲畜。

Algae **藻类** 海藻以及同类生物体。

Bacteria **细菌** 单细胞微生物,其中有些有利于人体健康,有些则会致病。

Cesspit **粪坑** 倾倒人体排泄物的空洞。

Cholera **霍乱** 脏水中的细菌导致的一种致命疾病。

Condense **凝结** 从气体转化成液体的过程,例如云层中的水蒸气凝结成一滴滴的液体水。

Conservation **保护** 爱护自然界以保存地球上大量的动植物。

contaminate **污染** 使干净的东西变脏或变有毒。

Diesel **柴油** 从石油中提炼的一种发动机燃料。

Element **元素** 由一种原子(组成一切物质的基本粒子)构成的纯净物,例如金子或氧气。

Environment **环境** 自然界,既指整体(包括所有动植物和山水),也指某一特定区域。

Fungi **菌类** 生物体类型,不是植物、动物,也不是细菌。酵母和蘑菇便属于菌类。

Germ **病菌** 细菌、病毒以及其他微生物的泛称。

Hygiene **卫生** 保持自身清洁的行为。

Infection **感染** 致病生物体侵入身体。

Insulation **保温** 保护身体不会过热或过冷。

Lever **杠杆** 一种简单机械,使用一根杆或梁传送能量,使物体在移动时比较省力。跷跷板就是一种杠杆。

Livestock　**牲畜**　农场动物。

Microorganism　**微生物**　显微镜下才可看到的生物。

Organism　**生物**　有生命的任何东西。

Parasite　**寄生虫**　靠另一种生物体存活的生物体，且对其"宿主"有害，因为寄生虫会携带疾病或掠夺"宿主"的食物。

Particles　**粒子**　微小的物质颗粒。

Pharaohs　**法老**　古埃及的统治者。

Resource　**资源**　在某个区域发现的任何有用的自然界事物，例如淡水、石油，或某些植物和动物。

Runoff　**径流**　从高地流入溪流和大河的水。

Sewage　**污水**　从住家或其他建筑物冲出来的人类排泄物。

Solar　**太阳能**　源于太阳的能量。

Statistics　**统计学**　一门综合学科，通过收集和分析信息（通常以数字形式出现），对所测对象进行推断和预测。

Suction　**抽吸**　液体或气体从高压区域流入低压区域。

Typhoid fever　**伤寒**　一种严重甚至常常致命的传染病，由脏水中的细菌所致。

United Nations　**联合国**　保护世界和平、健康和发展的世界组织。

Viruses　**病毒**　与细菌类似的微生物，但本身不能繁殖。病毒会感染其他生物体的细胞，仅在受感染细胞繁殖的时候才能随之繁殖。

Waterborne　**水传播**　通过水传播或是在水中传播。

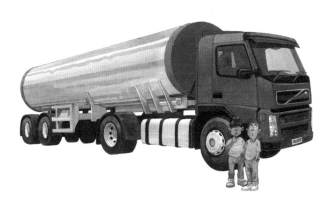

保护干净水

数十年来，科学家一直在多方警告公众，希望大家注意保护干净的水。人们也在积极响应科学家的呼吁，尤其在净化河流和湖泊方面做出了很多有益的行动。以前发生的那些可怕的事件，诸如沙滩上布满死鱼或是河流起火，已经促使许多国家采取了保护行动。

教育民众意识到有可能或将可能出现的问题，这是让公众积极参与解决问题的第一步，也是很好的举措。例如，应该让人们知道，无时无刻不在浇灌草坪或高尔夫球场会给低处的人们带来困扰。

世界正在变暖，人类的行为也是原因之一，这是另一个需要认识到的问题。不管叫气候变化还是全球变暖，结果都是一样：我们已经开始看到天气的变化了。有人甚至谈到，将来的堪萨斯州和俄克拉何马州会像现在的亚利桑那州一样干旱。

世界上有一些极为干旱的国家也是世界上极为富有的国家，例如，邻近波斯湾的那些国家便拥有极丰富的石油资源储备，那些石油在过去40年中为其赚了数以万亿的美元。它们正在资助一些项目，研究如何为未来储备更多的水。

1975年，沙特阿拉伯亲王穆罕默德·费萨尔曾要求法国工程师乔治·莫林研究这样一个项目：把一座巨大的冰山从格陵兰岛或南极洲拖至红海。莫林研究了6年，最后得出结论：这样做的代价过于昂贵。但到了2009年，莫林又开始研究这个问题，运用先进的电脑技术来计算如何降低成本。也许有朝一日，人们真的能看见冰山耸立在中东的沙漠旁。

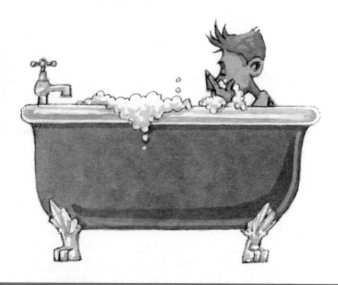

海水淡化

海水淡化(从盐水中去除盐)是另一项毛钱的技术,但如果成本能降下来的话,可以给很多地方带来益处。这项技术之所以成本高, 主要是因为它需要非常复杂的设备。海水淡化已经有了一些成功的例子。例如波斯湾边的迪拜, 它是一座石油储量非常丰富的城市, 其98%的水就是以这种方式求得的。除了成本,海水淡化还有另一个很大的弊端。从盐水中去除的那些盐该如何处理? 必须要有地方放置它们, 可是, 如果把那些盐用泵重新注入海水, 又会杀死鱼类和其他野生动植物。

也许有一天会发展出成本不高的新技术,帮助人们节约用水,不仅裨益当代人,还能造福子孙后代。

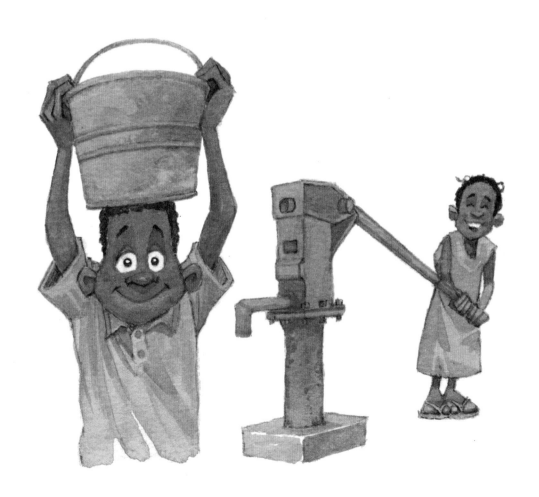

世界上用水最多的10个国家

(年人均水消耗量)

1. 美国：218万升
2. 加拿大：179万升
3. 澳大利亚：117万升
4. 意大利：91.8万升
5. 法国：70.5万升
6. 德国：54.1万升
7. 瑞士：44.1万升
8. 瑞典：37.7万升
9. 英格兰和威尔士：31.4万升
10. 丹麦：15万升

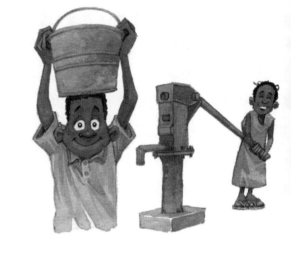

以上数据统计于2007年

你知道吗？

● 4000平方米农田上如有2.5厘米的降水量，则可提供超出10.22万升的水，这些水不用农民花一分钱。

● 如果把美国和加拿大境内的水管全部连起来，它们可以绕地球40圈。

● 古罗马时期修建的马克西姆下水道有一部分至今仍在使用。

● 世界上所有湖泊、河流、小溪和池塘中的水加起来仅占地球上淡水的0.3%，其余的淡水则以冰或地下水的形式存在。

致　谢

"身边的科学真好玩"系列丛书,在制作阶段幸得众多小朋友和家长的集思广益,获得了受广大读者欢迎的名字。在此,特别感谢田梓煜、李一沁、樊沛辰、王一童、陈伯睿、陈筱菲、张睿妍、张启轩、陶春晓、梁煜、刘香橙、范昱、张怡添、谢欣珊、王子腾、蒋子涵、李青蔚、曹鹤瑶、柴竹玥等小朋友。

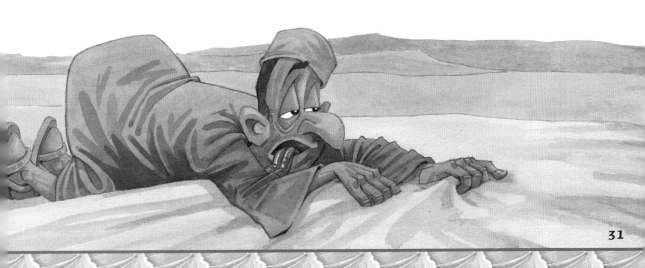

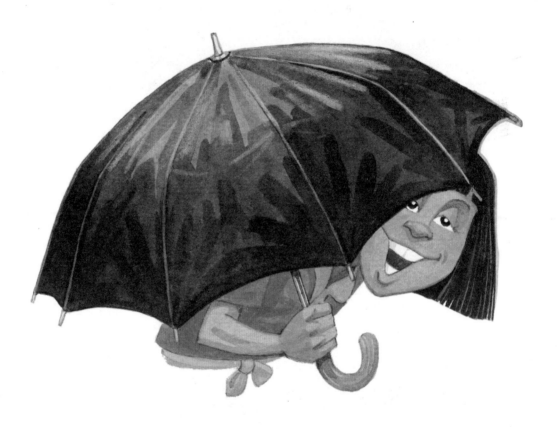